BEI GRIN MACHT SICH IHR WISSEN BEZAHLT

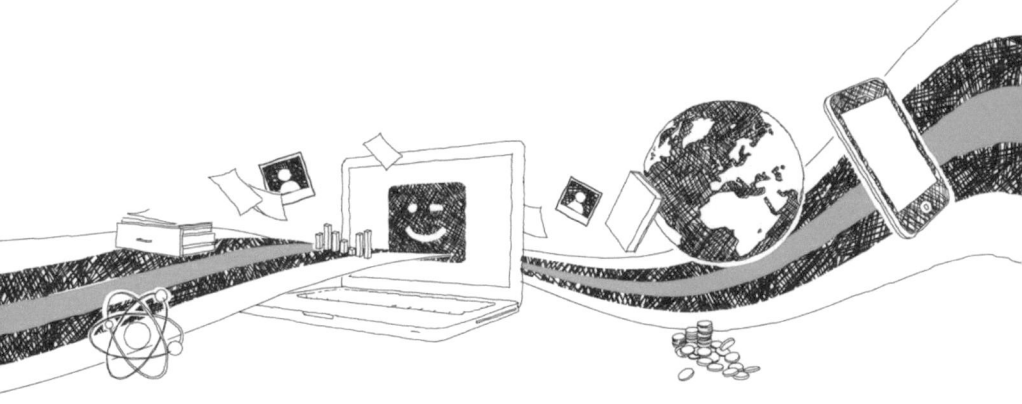

- Wir veröffentlichen Ihre Hausarbeit,
  Bachelor- und Masterarbeit

- Ihr eigenes eBook und Buch -
  weltweit in allen wichtigen Shops

- Verdienen Sie an jedem Verkauf

Jetzt bei www.GRIN.com hochladen
und kostenlos publizieren

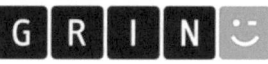

Bibliografische Information der Deutschen Nationalbibliothek:

Die Deutsche Bibliothek verzeichnet diese Publikation in der Deutschen National-bibliografie; detaillierte bibliografische Daten sind im Internet über http://dnb.d-nb.de/ abrufbar.

Dieses Werk sowie alle darin enthaltenen einzelnen Beiträge und Abbildungen sind urheberrechtlich geschützt. Jede Verwertung, die nicht ausdrücklich vom Urheberrechtsschutz zugelassen ist, bedarf der vorherigen Zustimmung des Verla-ges. Das gilt insbesondere für Vervielfältigungen, Bearbeitungen, Übersetzungen, Mikroverfilmungen, Auswertungen durch Datenbanken und für die Einspeicherung und Verarbeitung in elektronische Systeme. Alle Rechte, auch die des auszugsweisen Nachdrucks, der fotomechanischen Wiedergabe (einschließlich Mikrokopie) sowie der Auswertung durch Datenbanken oder ähnliche Einrichtungen, vorbehalten.

Impressum:

Copyright © 2005 GRIN Verlag, Open Publishing GmbH
Druck und Bindung: Books on Demand GmbH, Norderstedt Germany
ISBN: 9783638888776

Dieses Buch bei GRIN:

http://www.grin.com/de/e-book/42258/positive-und-negative-wirkungen-des-drg-fallgruppensystems

Sebastian Exner

Positive und negative Wirkungen des DRG-Fallgruppensystems

GRIN Verlag

GRIN - Your knowledge has value

Der GRIN Verlag publiziert seit 1998 wissenschaftliche Arbeiten von Studenten, Hochschullehrern und anderen Akademikern als eBook und gedrucktes Buch. Die Verlagswebsite www.grin.com ist die ideale Plattform zur Veröffentlichung von Hausarbeiten, Abschlussarbeiten, wissenschaftlichen Aufsätzen, Dissertationen und Fachbüchern.

Besuchen Sie uns im Internet:

http://www.grin.com/

http://www.facebook.com/grincom

http://www.twitter.com/grin_com

SRH Fernfachhochschule
Hochschule für Wirtschaft
Gesundheitsökonomie für Mediziner

Pflichtmodul GW1

Institutionelle und rechtliche Rahmenbedingungen
„Struktur und Institutionen im Gesundheitswesen"

<u>**Hausarbeit**</u>

*Positive und negative Wirkungen des DRG-
Fallgruppensystems*

<u>Eingereicht von:</u>   Sebastian Exner

Inhaltsverzeichnis

A: Einleitung

Wir stehen in Deutschland, zuletzt herausgearbeitet und dargestellt von der Bundesregierung[1] und dem statistischen Bundesamt[2] vor einer demographischen Entwicklung, die durch die im Folgenden aufgeführten Trends[3] massivste Auswirkungen auf unsere sozialen Sicherungssysteme haben.
Zum einen nimmt die Lebenserwartung der Menschen stetig zu. Infolgedessen sind Zahl aber auch der prozentuale Anteil älterer Menschen an der Gesellschaft im Wachsen begriffen. Zum anderen reicht die Zahl der Neugeborenen seit über 25 Jahren nicht mehr aus, um die Gesamtzahl der Bevölkerung ausgeglichen zu halten. Diese Tendenz wird sich in den nächsten Jahren noch verstärken, da durch den Rückgang der Bevölkerung auch weniger Potenzielle Mütter vorhanden sind. Weiterhin ist zu berücksichtigen, dass das eben beschriebene Bevölkerungsdefizit in der Vergangenheit nicht durch Zuwanderung ausgeglichen werden konnte.
In einer Vorausberechnung zur Bevölkerungsentwicklung in Deutschland zum Jahr 2050 geht das statistische Bundesamt davon aus, dass die Geburtenrate unverändert bei durchschnittlich 1,4 Geburten pro Frau bleiben wird. Die Bevölkerungszahl in Deutschland wird dieser Berechnung nach bis zum Jahre 2050 um 8 Millionen auf circa 75 Millionen Einwohner sinken. Zusammenfassend kommt das statistische Bundesamt in seinen Berechnungen zu dem Schluss, dass sich die Zahl der über Achtzigjährigen in Deutschland von derzeit 3,2 Millionen (4%) auf ungefähr 9 Millionen (12%) erhöhen wird. Sie wird sich also verdreifachen. Dies hat erhebliche Auswirkungen auf das Verhältnis von Leistungsempfängern zu Beitragszahlern. Es müssen, vereinfacht ausgedrückt, immer weniger Beitragszahler für immer mehr Leistungsempfänger aufkommen.
Sowohl in der gesetzlichen Krankenversicherung als auch in der Pflegeversicherung nimmt damit die Zahl derjenigen zu, die im Vergleich zum durchschnitt einen erhöhten Leistungsbedarf haben. Die steigende Lebenserwartung führt zudem zu einem zeitlich längeren Bezug von Leistungen.

Andersen befasste sich in einer Studie [4] mit den Auswirkungen der oben geschilderten Kostenproblematik auf das deutsche Gesundheitssystem und prognostizierte den Akutkrankenhäusern einen Bettenrückgang bis zum Jahre 2015 um 30%.
Ähnliche Erkenntnisse brachte eine Studie der Ernst & Young AG vom Februar 2005[5]. Die Autoren dieser Studie stellen heraus, dass sich das Gesamtvolumen des Gesundheitsmarktes bis zum Jahre 2020 von derzeit 234 auf dann 500 Milliarden EUR nahezu verdoppeln wird. Ähnlich wie Andersen wird auch hier ein Rückgang der Krankenhauszahl erwartet, nämlich von ca. 25%. Nicht zuletzt auch durch den medizinischen Fortschritt bedingt wird es zu einem deutlichen Rückgang der durchschnittlichen Verweildauer im Krankenhaus von derzeit 11,9 auf dann 5,2 Tage pro Patient kommen.

Der Sozialsenator des Landes Bremen kam nach einer Umfrage[6] zu dem Resultat, dass derzeit nur 40% der Krankenhäuser in öffentlicher Trägerschaft nach betriebswirtschaftlichen Gesichtspunkten ausgeglichene Bilanzen vorweisen konnte.

All dies macht es unausweichlich, die Krankenhausfinanzierung umzustellen und nach Begriffen wie der Orientierung nach Wettbewerb und Leistung auszurichten. Das alte System der Vergütung durch tagesgleiche Pflegesätze weist in dieser Hinsicht keinerlei Anreize auf.

---

[1] Vgl. Schlussbericht der „Enquete-Kommission Demographischer Wandel unserer älter werdenden Gesellschaft an den Einze lnen und die Politik"
[2] Vgl. Statistisches Bundesamt 2003
[3] Vgl. Runde et al.: Studienbrief „Grundlagen der sozialen Sicherung", 2005, S.119
[4] Vgl. Arthur Andersen: „Krankenhaus 2015", 1999
[5] Vgl. Ernst & Young AG: „Gesundheitsversorgung 2020", 02/2005
[6] Vgl. Sozialsenator des Stadtstaates Bremen: „Bericht zur Lage der Krankenhäuser in Deutschland bei Einführung der Fallpauschalen 2004, 4.11.2004

B: Gesetzliche Grundlagen und Begriffsdefinition

Im Rahmen des GKV-Gesundheitsreformgesetzes aus dem Jahre 2000 wurde den Krankenhäusern die Einführung eines DRG-orientierten Fallpauschalensystems auferlegt[7]. Näheres regelt der §17b KHG („Einführung eines pauschalierenden Entgeltsystems"). Aufgrund der in der Einleitung genannten Faktoren und deren Auswirkungen hat der Gesetzgeber hier ein leistungsorientiertes Entgeltsystem eingeführt und deren Rahmenbedingungen im Fallpauschalengesetz[8] gesteckt. Gesetzliche Rahmenbedingungen zur Umsetzung dieses Entgeltsystems stellt das Krankenhausentgeltgesetz[9] als Artikel 5 des Fallpauschalengesetzes. Dieses KHEntgG trat am 1.1.2003 in Kraft und gilt zunächst parallel zur Bundespflegesatzverordnung, soll diese jedoch nach und nach ablösen[10]. Ferner sind die Abrechnungsbestimmungen zum KHEntgG und der Fallpauschalenkatalog Bestandteil der Verordnung zum Fallpauschalensystem für Krankenhäuser[11]. Die Umstellung auf das neue System soll vier Jahre umfassen. Das DRG-System wurde zunächst budgetneutral eingeführt. Die Einnahmen sollten also alle Ausgaben decken. Infolgedessen existierte hier eine krankenhausindividuelle Höhe der DRG-Fallpauschale. Schlussendlich soll im Sinne des §10 KHEntgG ein landesweit gültiger Basisfallwert gelten. Hierzu liegt aktuell ein Referentenentwurf[12] des Bundesministeriums für Gesundheit und soziale Sicherung vor. Hierin werden vorläufige Landesbasisfallwerte zwischen 2.792 EUR (Baden-Württemberg) und 2.621 EUR (Thüringen) vorgeschlagen. Zur permanenten Weiterentwicklung des DRG-Systems gründete die Selbstverwaltung 2001 das Institut für das Entgeltsystem im Krankenhaus (InEK gGmbH), rechtlich legitimiert durch den §17b KHG.

Kernpunkt des oben genannten Systems ist die Zuordnung einer stationären Behandlung zu einer Diagnosis Related Group (DRG)[13]. Diese Zuordnung erfolgt nach computergestützten Algorhitmen. Etwaige Komorbiditäten und Komplikationen werden hier berücksichtigt und fließen in die Formel ein. Durch die zuvor geschilderte Zuordnung ergibt sich nun ein patientenbezogener Gesamtschweregrad (Kostengewicht des DRG-Falls). Berechnet man nun den Durchschnitt aller individuellen Kostengewichte, so erhält man als Durchschnitt die sog. Baserate.
Die Vergütung lässt sich damit wie folgt berechnen:

Vergütung = Baserate x Kostengewicht des einzelnen DRG-Falls

Werden nun die relativen Kostengewichte der einzelnen DRG-Fälle addiert und durch die Gesamtzahl aller Fälle dividiert, erhält man de sog. Casemix-Index:

Casemix-Index = Summe aller relativen Kostengewichte / Fallzahl

Die so berechneten Parameter werden für die Berechnung des Budgets eines Krankenhauses benötigt:

Budget = CMI x Fallzahl x Baserate

Der wirtschaftliche Anreiz kommt hier nun dadurch zum Tragen, dass die wirtschaftliche Situation des einzelnen Krankenhauses dadurch manifest wird, ob der hauseigene Durchschnittserlös höher oder niedriger als der Landesbasisfallwert ist.

---

[7] Vgl. Runde et al.: Studienbrief „Struktur und Institutionen im Gesundheitswesen", 2005, S.46
[8] Vgl. FPG vom 23.04.2002
[9] Vgl. KHEntgG vom 23.04.2002
[10] Vgl. Runde et al.: Studienbrief „Grundlagen der sozialen Sicherung", 2005, S.73-76
[11] Vgl. KFPV vom 19.09.2002
[12] Vgl. BMGS: Referentenentwurf: Verordnung zur Bestimmung vorläufiger Basisfallwerte im Fallpauschalensystem für Krankenhäuser für das Jahr 2005" vom 31.03.2005
[13] Vgl. Runde et al.: Studienbrief „Struktur und Institutionen im Gesundheitswesen", 2005, S.46-50

C: Positive Auswirkungen

Im Gegensatz zum alten System der Tagespflegesätze ist die Situation nun nicht mehr so, dass allein aufgrund einer verlängerten Verweildauer höhere Kosten entstehen. Vielmehr hat nun jedes Krankenhaus durch den finanziellen Anreiz, dass die Bezahlung der Fallpauschale in keinem Verhältnis zur zeitlichen Liegedauer steht, die Verweildauer im Krankenhaus lediglich nach dem medizinisch Notwendigen auszurichten. Dies stärkt den Ansatz der Leistungsorientierung. Auch für den Patienten ist das als Vorteil zu werten, da sich der Aufenthalt auf die Zeitspanne reduziert, die medizinisch notwendig ist.

Hier lässt sich eine Entwicklung beobachten die sogar dahin führt, dass von großen Kliniken wie z.b. der schleswig-holsteinischen Uni-Klinik in Kiel und Lübeck oder der Uni-Klinik in Münster sog. Patientenhotels gebaut werden[14], wohin die Patienten dann aus Kostengründen schnellstmöglich und sobald es medizinisch zu verantworten ist, verlegt werden sollen. Da aus dem zitierten Zeitungsartikel nicht ersichtlich ist, zu wessen finanziellen Lasten dies gehen soll, muss man sich einer Wertung dieser Entwicklung vorerst enthalten.

Es besteht nun eine viel bessere Transparenz des Leistungsgeschehens, da jede teure Maßnahme nun am medizinischen Erfolg zu messen und vor allem zu begründen ist. Medizinisch unsinnige Untersuchungen und damit auch Kosten unterbleiben dadurch. Die positiven Auswirkungen dieses Begründungszwanges werden auch von Hajen[15] gesehen. Zur verbesserten Transparenz der medizinischen Leistung tragen auch die gesetzlich vorgeschriebenen und zu veröffentlichenden Qualitätsberichte[16] bei. Die Qualität eines Krankenhauses, die auf der Grundlage dieser Berichte objektiv fassbar ist, ist ein nicht zu unterschätzender Wettbewerbsfaktor unter den einzelnen Krankenhäusern. Die Krankenhäuser werden sich somit als Unternehmen in einem konkurrierenden Umfeld sehen und positionieren müssen. Dies trägt der in der Einleitung aufgestellten Forderung nach Orientierung an Begriffen wie Wettbewerb und Leistung Rechnung.

Die von Rosenbrock und Gerlinger[17] postulierte Feststellung, dass aufgrund des medizinischen Fortschritts die Versorgung in vielen Fällen aus dem Krankenhaus in den ambulanten Bereich erfolgen kann, wird durch die DRGs verstärkt werden. Dies ist im Sinne der Patienten aber auch im Sinne der Vermeidung unnötiger Kosten als positiv zu werten.

Die geschilderte Einführung der Fallpauschalen öffnet die Krankenhäuser für betriebswirtschaftliche Strukturen. Infolgedessen werden Krankenhäuser auch als Wirtschaftsunternehmen geführt. Es findet eine vermehrte Abkehr von der öffentlichen Trägerschaft statt. Diesbezüglich sei als Beispiel die Vivantes-Gruppe genannt, die neben anderen die Herausforderung annimmt, strukturelle Defizite nach den Gesichtspunkten der betriebswirtschaftlichen Trägerschaft zu sanieren[18]. Solange hier der medizinische Versorgungsauftrag gewahrt bleibt und die medizinische Qualität gesichert ist, ist dies ebenfalls als positive Folge zu beurteilen.

---

[14] Vgl. Esther Geißlinger: „Visite mit drei Sternen", taz Nord Nr. 7662 vom 12.5.05, S.24
[15] Vgl. Leonhard Hajen: „Ein Jahr Fallpauschalen – Segen oder Ruin für Hamburgs Krankenhäuser ?", Einleitungsreferat zur Podiumsdiskussion am 2.3.04 in der Hamburger Universität für Wirtschaft und Politik im Rahmen der Vortragsreihe zum Thema „Zukunftsmarkt Gesundheit"
[16] Vgl. § 137 Abs. 1 Satz 3 Nr.6 SGB V
[17] Vgl. Rosenbrock/Gerlinger: 2004, S.112
[18] Vg. W. Schafer: "Structure and limitations of German hospitals with regard to the future – the example of the Vivantes Group", Z Arztl Fortbild Qualitatssich 2003, 97(8-9): 547-549

D: Negative Auswirkungen

Die Ergebnisse einer Untersuchung des Deutschen Krankenhausinstituts, interpretiert von Blum und Müller[19], zeigen den zeitlichen Aufwand den ein Krankenhausarzt allein durch die Dokumentation hat. Dieser liegt zwischen durchschnittlich 161,9 Minuten für einen Chirurgen und 194,9 Minuten für einen Internisten. Die Zuordnung eines Patienten zu einer DRG, setzt, wie oben erläutert, einen enormen Aufwand an Dokumentation des Arztes voraus. Daher wird sich durch das DRG-System die Zeit, die ein Arzt mit Dokumentationsaufgaben verbringt, noch erhöhen. Dies macht den Arztberuf noch unattraktiver und ist, gerade auch im Zeichen des aktuell bestehenden Ärztemangels, ein verheerendes Signal an den ärztlichen Nachwuchs. Nicht zuletzt leidet darunter auch der Arzt-Patienten Kontakt.

Einziger Ausweg scheint hier die flächendeckende Einführung sog. DRG-Schwestern zu sein, wie von Flintrop[20] vorgeschlagen, die sachkundig die DRG-Kodierung übernehmen bzw. kontrollieren. Er kommt in seiner Publikation zu dem Schluss, dass sich die Dokumentationszeit pro Fall damit halbieren ließe.

Über die Fallpauschalen werden nicht nur die Betriebskosten, sondern vielmehr letztlich auch die Investitionskosten eines Krankenhauses gedeckt. Dies entspricht einer monistischen Krankenhausfinanzierung. Dies widerspräche jedoch der politischen Einflussnahme auf die Krankenhausbedarfsplanung der Bundesländer. Beske[21] teilt diese Auffassung und postuliert sogar, die monistische Finanzierung sei das „Ende der Krankenhausbedarfsplanung der Länder". Dies würde zu Zuständen führen, die eine flächendeckende medizinische Versorgung der Bevölkerung gefährden würde. Somit ist dies eindeutig als negativ zu werten.

Rochell und Roeder vergleichen im Krankenhausreport 2000 der AOK[22] die verschiedenen DRG-basierten Entgeltsysteme in Europa und stellen fest, dass die Systeme im europäischen Ausland völlig uneinheitlich. Die erscheint vor dem Hintergrund der betriebswirtschaftlichen Orientierung der Krankenhausfinanzierung und des europäischen Binnenmarkts problematisch und erschwert letztlich einen europäischen Gesundheitsbinnenmarkt durch manifeste bürokratische Hindernisse.

Volkmer et al.[23] machen darauf aufmerksam, dass es Krankenhäusern mit einem breiten Spektrum an Diagnose- und Therapieverfahren nicht möglich ist, seine Patienten nach wirtschaftlichen Aspekten auszuwählen. Dies mag zwar so noch richtig und erwünscht sein, jedoch führt es dazu, dass kleiner Häuser kostenintensive Patienten, wie z.B. bettlägerige Patienten mit ausgeprägten Decubitalulcera oder diabetischen Fußsyndromen aus betriebswirtschaftlichen Gründen an hochspezialisierte Einrichtungen wie die Universitätskliniken abschieben. Dies führt zu Verschiebungen, die nicht hinnehmbar sind. Letztendlich leidet darunter auch die medizinische Lehre an den Universitätskliniken, da sie zusätzlich zur schon bestehenden Personalknappheit auch noch mit „teuren" Patienten überbelegt werden, ohne dass hierfür eine medizinische Indikation bestünde.

---

[19] Vgl. Blum/Müller: „Krankenhausärzte – Enormer Dokumentationsaufwand", Deutsches Ärzteblatt, Jg. 100, Heft 23 vom 6.6.03, S. 1229

[20] Vgl. Jens Flintrop: „DRG-Dokumentation – wasserdichte Akten", Deutsches Ärzteblatt, Jg. 101, Heft 38 vom 17.09.04, S. A-2514/B-2120/C-2040

[21] Vgl. Fritz Beske: „Gesundheitspolitische Entscheidungen und die Folgen für das System", Niedersächsisches Ärzteblatt vom 17.2.03

[22] Vgl. WidO Wissenschaftliches Institut der AOK: „Krankenhausreport 2000"

[23] Vgl. Volkmer, Gottfried, Gschwend, Hautmann: „Remarks on the introduction of the German Diagnosis-Related Groups (DRGs) for the speciality of urology", Urologe A 2003, 42(4):496-504

Das System ist hochanfällig für Manipulationen im Sinne eines „Upcoding. D.h. Patienten werden bewusst als kränker kodiert als sie eigentlich sind. Beispielsweise wird der Hb-Wert für die Diagnose einer Anämie stations- oder hausintern herabgesetzt, so dass dann definitionsgemäß mehr Patienten eine Anämie haben und diese als Komplikation kodiert wird und somit mehr Geld bringt. Eine Studie von Lungen und Lauterbach[24] zeigt, dass dies ein in Deutschland leider weit verbreitetes Phänomen ist. Hier sind wirksame Kontroll- und Sanktionsmechanismen zu fordern, da ein derartiges Vorgehen mit betriebswirtschaftlichen Ansätzen in der Krankenhausfinanzierung nicht zu vereinbaren ist.

Ein weiterer nicht zu unterschätzender Nachteil ist, dass beim DRG-Fallpauschalensystem nicht zwischen Erwachsenen und Kindern als Patienten unterschieden wird. Die einheitliche Bezahlung spiegelt hier nicht den therapeutischen Aufwand wieder. Die TV-Sendung „report München"[25] zeigte dies jüngst an einem Beispiel auf: Bei einer Handverbrühung liegt ein extremer Kostenunterschied zwischen einem erwachsenem Patienten und einem Kind. Kinder müssen hier beispielsweise für die Therapie narkotisiert werden. Daher werden im Extremfall Kinderkliniken defizitär und werden im schlimmsten Falle abgebaut. Der zitierte Beitrag der TV-Sendung sieht hier sogar die flächendeckende Versorgung gefährdet.

Auch die Berechnung der durchschnittlichen Basisfallwerte und somit letztendlich auch die Berechnung der Landesbasisfallwerte, die dem o.g. Referentenentwurf des BMGS zugrunde liegen, weist einen gravierenden Nachteil auf, die auch von der Bundesärztekammer[26] in einem Papier verdeutlicht werden. So ist beispielsweise die DRG A02A „Transplantation von Niere und Pankreas mit Transplantatabstoßung" als bundeseinheitliche Fallpauschale zugelassen, obwohl der Kalkulation des Durchschnittsbasisfallwertes hier nur 7 Fälle zugrunde lagen. Die BÄK erhebt hier die Forderung, derartige Eingriffe neben anderen, wie z.B. onkologischen Therapien, vom DRG-System auszunehmen. Zudem werden Mindesthomogenitätskoeffizienten für Kosten und Verweildauer gefordert.

Ferner ist als nachteilig zu bewerten, dass die Einführung der Fallpauschalen teils nicht mit anderen Maßnahmen im Gesundheitswesen abgestimmt ist. Die großen Versorgerkassen wie AOK, Barmer etc. haben im Vergleich zu kleineren weniger risikobeladenen Kassen morbiditätsorientierte Mehrkosten. Ein morbiditätsorientierter Risikostrukturausgleich zwischen den einzelnen Krankenkassen soll jedoch erst 2007 eingeführt werden. Diese zeitliche Verschiebung führt zu erheblichen negativen Folgen bei den infragekommenden Kassen. Dieser Widerspruch wird von Hajen[27] so diskutiert.

---

[24] Vgl. Lungen, Lauterbach: „Upcoding – a risk for the use of diagnosis -related groups", Dtsch Med Wochenschr 2000; 125(28-29):852-856

[25] Vgl. Bayerischer Rundfunk, report München vom 2.5.05,
http://www.br-online.de/umwelt-gesundheit/artikel/0505/02-kind-krankenhaus-report/index.xml

[26] Vgl. „Alternativmodell der BÄK zur Gestaltung der DRG-Konvergenzphase" als Anlage zur Stellungnahme der Bundesärztekammer zum Regierungsentwurf eines 2. FPÄndG vom 15.06.04

[27] Vgl. Leonhard Hajen: „Ein Jahr Fallpauschalen – Segen oder Ruin für Hamburgs Krankenhäuser?", Einleitungsreferat zur Podiumsdiskussion am 2.3.04 in der Hamburger Universität für Wirtschaft und Politik im Rahmen der Vortragsreihe zum Thema „Zukunftsmarkt Gesundheit"

E: Zusammenschau und abschließende Wertung

Abschliessend ist festzustellen, dass aufgrund der aktuellen demographischen und wirtschaftlichen Lage sowie unter Berücksichtigung der zukünftigen Entwicklung eine drastische Umorganisation der Krankenhausfinanzierung hin zu betriebswirtschaftlichen Formen und leistungsorientiertem Wettbewerb unausweichlich.

Neben einer Fülle von Vorteilen, insbesondere für die Patienten, ist unbedingt darauf zu achten, hier die politische Steuerungsmöglichkeit nicht aus der Hand zu geben und de Krankenhaussektor keinesfalls ganz den wirtschaftlichen Gesetzen und dem Markt zu überlassen.

Flächendeckende Versorgung sowie jederzeitige Notfallversorgung von Patienten völlig unabhängig von der wirtschaftlichen Situation des Krankenhauses sind m.E. unabdingbar.

Die Gefahr des Sieges der Betriebswirtschaft über die Medizin zum Schaden des Patienten muss klar gesehen werden. Ihr muss von Anfang an entgegengewirkt werden.

Kleiner Nachteile und Benachteiligungen sind nachträglich abzustellen, insoweit scheint die gesetzliche Verpflichtung zur ständigen Verbesserung des DRG-System (vergl. InEK-Institut) hier dringend erforderlich.

Eine europäische Harmonisierung in Bezug auf die Krankenhausfinanzierung und die verschiedenen DRG-Systeme ist auch im Interesse des Binnenmarktes anzustreben.

Einer zunehmenden Belastung der Ärzte durch Schreib- und Dokumentationsaufgaben ist nicht zuletzt auch vor dem Hintergrund des derzeitigen Ärztemangels entgegenzuwirken.

F: Literaturverzeichnis

Andersen, Arthur: „Krankenhaus 2015", 1999

Bayerischer Rundfunk :   report München vom 2.5.05,
  http://www.br-online.de/umwelt-gesundheit/artikel/0505/02-kind-krankenhaus-report/index.xml

Beske, Fritz: Gesundheitspolitische Entscheidungen und die Folgen für das
                                    System, Niedersächsisches Ärzteblatt vom 17.2.03

Blum/Müller: Krankenhausärzte – Enormer Dokumentationsaufwand, Deutsches
                                    Ärzteblatt, Jg. 100, Heft 23 vom 6.6.03, S. 1229

Bundesärztekammer: „Alternativmodell der BÄK zur Gestaltung der DRG-
                                    Konvergenzphase" als Anlage zur Stellungnahme der
                                    Bundesärztekammer zum Regierungsentwurf eines 2. FPÄndG vom
                                    15.06.04

*Bundesministerium f. Gesundheit u
  Soziale Sicherung:*   Referentenentwurf: Verordnung zur Bestimmung vorläufiger
                                    Basisfallwerte im Fallpauschalensystem für Krankenhäuser für das
                                    Jahr 2005" vom 31.03.2005

Enquete-Kommission Demograph. Wandel „Enquete-Kommission Demographischer Wandel unserer älter
                                    werdenden Gesellschaft an den Einzelnen und die Politik"

Ernst & Young AG   Gesundheitsversorgung 2020, 02/2005

Fallpauschalengesetz vom 23.04.2002

Flintrop, Jens: DRG-Dokumentation – wasserdichte Akten, Deutsches Ärzteblatt,
                                    Jg. 101, Heft 38 vom 17.09.04

Geißlinger, Esther: Visite mit drei Sternen", taz Nord Nr. 7662 vom 12.5.05

Hajen, Leonhard: „Ein Jahr Fallpauschalen – Segen oder Ruin für Hamburgs
                                    Krankenhäuser ?", Einleitungsreferat zur Podiumsdiskussion am
                                    2.3.04 in der Hamburger Universität für Wirtschaft und Politik im
                                    Rahmen der Vortragsreihe zum Thema „Zukunftsmarkt Gesundheit"

Krankenhausentgeltgesetz (KHG) vom 23.04.2002

Krankenhausfallpauschalenverordnung (KFPV) vom 19.09.2002

Lungen/Lauterbach: Upcoding – a risk for the use of diagnosis -related
                                    groups, Dtsch Med Wochenschr 2000

Rosenbrock/Gerlinger: Gesundheitspolitik. Eine systematische Einführung. Bern 2004

Runde et al.   Studienbrief „Struktur und Institutionen im Gesundheitswesen",
                                    Riedlingen 2005,

Runde et al.   Studienbrief „Grundlagen der sozialen Sicherung", Riedlingen 2005

Schafer W.:   Structure and limitations of German hospitals with regard to the future – the example of the Vivantes Group, Z Arztl Fortbild Qualitatssich 2003

Statistisches Bundesamt   Jahrbuch Gesundheit 2003

Sozialgesetzbuch (SGB) V

Sozialsenator des Stadtstaates Bremen: „Bericht zur Lage der Krankenhäuser in Deutschland bei Einführung der Fallpauschalen 2004", 4.11.2004
http://www.gesundheit-bremen.de

Volkmer, Gottfried, Gschwend, Hautmann: Remarks on the introduction of the German Diagnosis-Related Groups (DRGs) for the speciality of urology, Urologe A 2003

WidO Wissenschaftliches Institut der AOK: Krankenhausreport 2000

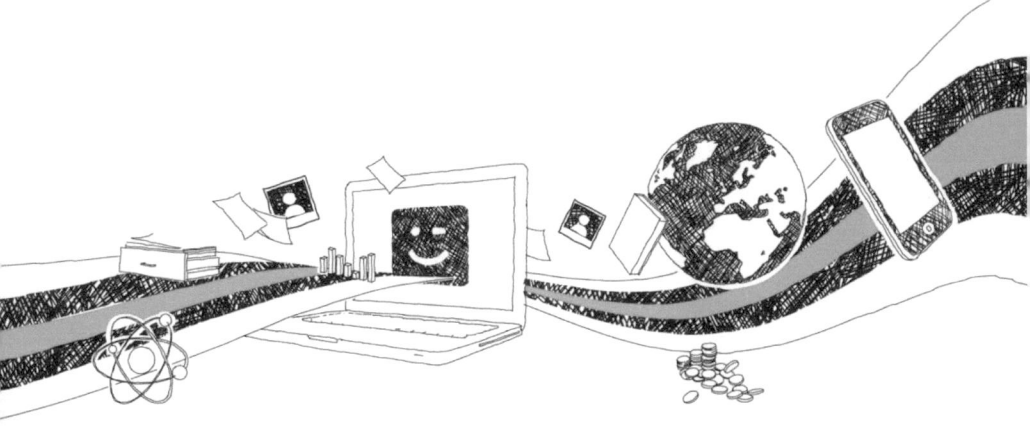
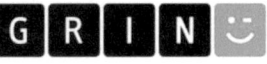